Les bases de la virologie médicale Micro-Science

LES BASES DE LA VIROLOGIE MÈDICALE

Copyright © 2020 **Micro-Science**

Tous droits réservés.

ISBN: 9798649593311

TABLE DES MATIERES

Chapitre I : Structure et classification des virus 7

- Définition moderne des virus
- Structure des virus
    1- Les acides nucléiques viraux (Le génome)
    2- La capside
    3- L'enveloppe
- Classification des virus

Chapitre II : La multiplication virale 15

- Le Cycle Virale
    o La réplication des virus à ADN
    o La réplication des virus à ARN
- Conséquences de la multiplication virale pour la cellule infectée

Chapitre III : Mécanismes généraux des infections virales..............30

- Définition des infections virales
- Transmission
- Pathogénèse de l'infection virale

   1-Les voies de pénétration

2-Dissémination du virus dans l'organisme

3-Atteinte des organes cibles

4-Les voies d'excrétion du virus

5-Différents types d'infections virales

Chapitre IV : Diagnostic virologique direct 45

- Les indications du diagnostic virologique
- La phase pré analytique

    1-Le prélèvement

    2-Conservation et transport des échantillons

    3-Informations et renseignements cliniques jointes au prélèvement

- Le diagnostic direct

    1-La culture cellulaire

    - ✓ Les avantages de la culture cellulaire
    - ✓ Les inconvénients de la culture cellulaire

    2-Microscopie électronique

    3-Détection directe des Antigènes (Ag) viraux

    4-Les techniques de la biologie moléculaire

Chapitre V : Diagnostic virologique indirect 58

- Définition
- Principales applications
- Les techniques virologiques indirectes
    1- Les techniques d'Agglutination
    2- La Lyse
    3- Immunoassays
    4- La neutralisation

Chapitre VI : Chimiothérapie Antivirale 73

Introduction

Les antiviraux

- Le mécanisme d'action des antiviraux
    1- L'attachement
    2- La pénétration
    3- La décapsidation (exemple les rhinovirus)
    4- La réplication
    5- L'assemblage
        a- *Inhibiteurs des protéases*
        b- *Inhibiteurs de la neuraminidase*
- L'évaluation de l'activité d'un antiviral
    ❑ Méthodes phénotypiques
        1- La mesure in vitro de l'activité inhibitrice d'un antiviral
        2- Mesure de l'évolution de la charge virale

❏ Méthodes génotypiques

Les limites de la chimiothérapie antivirale

    1- La résistance

    2- La cytotoxicite

    3- La latence virale

Les antiseptiques et les désinfectants

Conclusion

CHAPITRE I

STRUCTURE ET CLASSIFICATION DES VIRUS

Définition moderne des virus

Les virus sont des entités nucléoprotéiques possédant un seul type d'acide nucléique, ce sont des parasites intracellulaires obligatoires infectant les cellules de façon autonome et incapable de croître et de subir des divisions binaires.

Les Quatre caractères de définition d'un virus :

- ✓ Un seul type d'acide nucléique (ADN ou ARN) qui constitue le génome viral.
- ✓ Une reproduction par réplication du génome.
- ✓ un parasitisme intracellulaire absolu : Le virus ne possède pas d'enzymes pour le métabolisme énergétique ni de machinerie de traduction des protéines.
- ✓ Présence de structures spécifiques les distinguant des structures cellulaires procaryotes et eucaryotes.

	virus	Bactéries
Taille	0.02 µm à 0.3 µm	1 à 3 µm
Acide nucléiques	Un seul type : ADN ou ARN	Deux types : ADN et ARN
Systèmes enzymatiques	Absent	Présent
Croissance	Absent	Présent

Structure des virus

Toute particule virale est constituée d'au moins deux éléments constants et obligatoires :

- Le génome, de nature nucléotidique, est composé d'acide nucléique (ADN ou ARN).
- La capside : C'est une coque de nature protéique qui entoure le génome et assure sa protection et sa survie dans le milieu extérieur.
- L'enveloppe : Une structure périphérique facultative, absente chez les virus nus et elle est présente chez les virus enveloppés.

La nucléocapside : c'est la capside et le génome viral.

Les protéines internes : Assurent la liaison entre les acides nucléiques et les protéines de la capside.

La structure intermédiaire : c'est un tégument s'interpose entre la nucléocapside et l'enveloppe.

2- Les acides nucléiques viraux (Le génome)

- Nature: ADN ou ARN
- Structure: Monocaténaire ou Bicaténaire
- Topologie: Linéaire ou circulaire, Segmenté ou non segmenté
- Polarité Positive ou Négative pour les virus à ARN
- Taille: Longueur (nm) / masse moléculaire (Daltons), Nombre de paires de bases.

4- La capside

La capside résulte de la polymérisation d'une seule ou d'un petit nombre de sous unités protéiques son rôle est d'assurer la protection du génome du milieu extérieur, et elle permet l'attachement de la particule virale à la cellule hôte. Elle s'assemble avec l'acide nucléique viral selon deux types de symétrie:

- Capsides à symétrie hélicoïdale (nucléocapside en forme d'hélice)
- Capsides à symétrie cubique (nucléocapside a la forme d'icosaèdre)

Il existe des virus à symétrie complexe ou mixte

La nature de la capside constitue un critère de classification des virus :

❏ *Les virus à symétrie hélicoïdale*

Les sous unités protéiques constituent des unités morphologiques: bâtonnets allongés rigides et creux. Ils s'enroulent dans l'espace selon une spirale.

Exemple : Le virus de la mosaïque du tabac, virus de la grippe, virus de la rage.

❏ *Les virus icosaédriques à symétrie cubique*

- **ICOSAÈDRE** = Polyèdre à 20 faces avec 12 sommets et avec 30 arêtes.
- Le ballon de football à 12 pièces noires et 20 pièces blanches a pour structure de base un icosaèdre.
- Structure solide
- Sous unités protéiques (les capsomères)

- Se regroupent par cinq aux sommets : Pentamères
- Et par six aux arêtes : Hexamères

Exemple : Virus nus avec capside icosaédrique à symétrie cubique (**Picornavirus, Papilomavirus, Adénovirus, Rotavirus**)

Les Virus enveloppés avec capside icosaédrique à symétrie cubique (**Hépadnavirus, Herpesvirus, Virus de l'hépatite C**)

❑ *Les virus avec capside à symétrie complexe*

Les virus ayant un grand génome ont une structure architecturale plus complexe. Ces virus ne sont ni icosaédriques ni hélicoïdaux.

Exemple : Poxvirus (Taille de 270 nm), Génome : ADN bicaténaire, 200 kpb.

3- L'enveloppe

Elle a une structure ***Lipido-Gluco-Protéique.***

La plupart des enveloppes virales proviennent des systèmes membranaires de la cellule hôte (exemple virus de la grippe). L'enveloppe est sensible aux actions physico-chimiques, à l'action des solvants des lipides (éther), aux détergents et aux variations du pH. Les virus enveloppés sont thermosensibles (trop fragile devant la chaleur)

Tous les virus à ARN à symétrie hélicoïdale sont enveloppés.

NB : Donc tous les virus enveloppés sont fragiles (D'où l'intérêt d'un milieu de transport adéquat)

Classification des virus

La classification des virus est difficile à établir

- ▶ Plusieurs classifications basées sur les caractéristiques phénotypiques:
    - La morphologie: capside et l'enveloppe
    - Le type de l'acide nucléique
    - Le mode de la réplication
    - Le type des maladies provoquées
- ▶ Les systèmes de la classification associent plusieurs critères.

La classification de *Lwoff, Horne et Tournier* établie en 1962 appelée **système L. H. T** qui retient 3 critères :

1- ***La nature de l'acide nucléique*:** permettant de distinguer des virus à ADN et des virus à ARN.

2- ***La symétrie de la nucléocapside*** : hélicoïdale, cubique ou mixte

3- ***La présence ou l'absence d'une enveloppe.***

- ❑ La classification de Baltimore selon la nature du génome avec 7 modes de réplication.

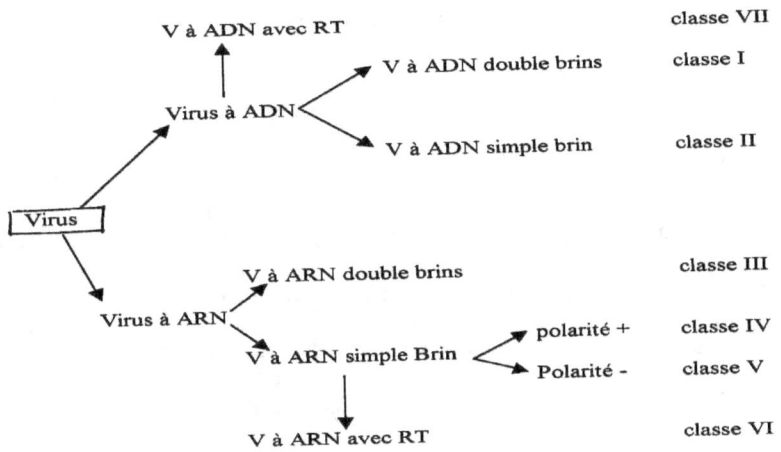

❑ Classification de **Holmes** (1948).

Classe tous les virus en trois groupes sous un seul ordre viral:

- **Groupe I**: Phaginae (bactéries)
- **Groupe II**: Phytophaginae (plantes)
- **Groupe III**: Zoophaginae (animaux)

❑ Classification de **Casjens et Kings** (1975):

Quatre groupes basés sur le type d'acide nucléique, la présence de l'enveloppe, la symétrie et le site d'assemblage :

▸ Virus à ARN Simple brin
▸ Virus à ARN Double brin
▸ Virus à ADN Simple brin

▶ Virus à ADN Double brin

Conclusion

Les récents développements en virologie ont permis de mieux étudier la structure virale, néanmoins la classification des virus reste incomplète. Le progrès des connaissances sur la structure des virus est loin d'avoir résolu tous les problèmes posés par leur origine, leur multiplication, leur variabilité génétique leur pouvoir pathogène et les moyens de s'en défendre.

CHAPITRE II

LA MULTIPLICATION VIRALE

Nombreux virus transportent des protéines enzymatiques nécessaires à leurs réplications, mais la machinerie énergétique et les précurseurs moléculaires pour la synthèse des protéines et les acides nucléiques doivent être fournis par la cellule hôte donc, aucun virus ne peut se reproduire en dehors d'une cellule vivante. La première tâche du virus consiste à synthétiser des ARN messager viraux qui concurrencent progressivement les ARN messager cellulaires.

Le Cycle Virale

Le cycle de multiplication d'un virus dans une cellule hôte, lorsqu'il est complet, conduit à la production de nouvelles particules virales. C'est **le cycle productif**. À la différence d'une bactérie ou d'une cellule, le virus ne se divise pas.

Après avoir pénétré dans la cellule on le trouve à l'état de simple génome parfois associé à quelques protéines virales tel que l'ARN polymérase virale. C'est à partir de ce génome viral que toutes les synthèses des particules virales se mettent en place et que les nouveaux virions seront construits.

Etapes d'un cycle productif de multiplication

ETAPE	DESCRIPTION
Initiales ou précoces	• Attachement • Pénétration • Décapsidation
Expression et réplication du génome viral (synthèse des macromolécules)	• Fabrication des ARN *Messager* • Synthèse des protéines • Réplication des génomes
Tardives	• Assemblage et Relargage

❑ *Les différentes étapes du cycle de la multiplication virale :*

- La vie des virus est cyclique avec une succession d'étapes intracellulaires et extracellulaires.
- La durée d'un cycle viral dépend de la taille et de la complexité du virus : 4 heures à 8 heures pour le poliovirus à plus de 40 heures pour les *Herpesvirus*.

1- Etapes initiales

1-1-Attachement ou Adsorption

C'est le premier facteur conditionnant le tropisme d'un virus pour une cellule, un tissu, un organe et un hôte particulier. Les facteurs influençant l'efficacité de l'attachement sont :

- ➤ Le nombre de molécules réceptrices à la surface de la cellule (récepteurs virale ancré à la surface de la cellule hôte exemple le récepteur CD4 sur les lymphocytes T4 pour le VIH.
- ➤ La concentration relative en virions (inoculum- charge virale)

L'attirance initiale se produit par interaction électrostatique entre les molécules de la surface virale et cellulaires.

Exemple de protéines portant des sites spécifiques Viraux d'attachement aux cellules (Antigènes viraux):

Virus	Protéine (structure virale)
HIV	gp 120 (enveloppe)
EBV	gp 350 (enveloppe
Influenzavirus	HA (enveloppe)
ADV	Fibre + pentose (capside)
Poliovirus	VP1 (capside)

Les bases de la virologie médicale   *Micro-Science*

Exemple de récepteurs (Rc) cellulaires aux virus :

Virus	Cellule / Tissu Cible	Récepteur
HIV	Lymphocyte T + Macrophage	CD4 (CXCR4) CD4 (CCR5)
EBV	Lymphocyte B (LB)	CD21
Influenzavirus	Epithélium Respiratoire	Acide sialique
HSV1	Nombreux tissus cibles	Héparane- sulfate

1-2-Pénétration

A l'heure actuelle on connait trois mécanismes qui permettent d'internaliser le virus dans la cellule hôte:

a- Pénétration directe d'un virus nu par Translocation virale qui permet le transfert de matériel viral à travers la membrane cellulaire

Exemple: *Picornaviridae*

b- Fusion de l'enveloppe virale avec la membrane plasmique :

Ce mécanisme est réservé exclusivement pour les **virus enveloppés ;** Ces virus ont une protéine de fusion constituée d'acides aminés hydrophobes catalytiques qui permet la fusion entre les lipides du virus et les lipides de la membrane cellulaire de l'hôte.

c- Endocytose médiée par des récepteurs

Ce mécanisme concerne les virus nus et la majorité des virus enveloppés : internalisation dans une vésicule membranaire de la particule virale obtenue par invagination active de la membrane cytoplasmique déclenchée par le contact virus- récepteur.

Mécanismes de pénétration utilisés par certains virus :

Mécanisme	Virus
Endocytose Médiée par Récepteur	Influenzavirus ADV (Adénovirus)
Translocation directe à travers la membrane plasmique	Poliovirus (virus nu)
Fusion entre enveloppe virale et membrane plasmique	Paramyxoviridae HSV, HIV

1-3-Décapsidation

Le génome viral est libéré de sa capside pour être répliqué et transcrit.

-Dégradation de la capside

-Libération du génome viral, voire de protéines virales que contient la capside (Réplicases, Intégrases) dans le compartiment adapté de la cellule hôte

Transport des génomes au site de réplication après décapsidation.

2- Expression et réplication du génome viral

> Le génome viral doit être transcrit, traduit et répliqué. Pour cela, il prend la direction des synthèses dans la cellule.
> Il se substitue en totalité ou en partie au génome cellulaire. Désormais, la cellule va produire des répliques du génome viral, des protéines de capside et des glycoprotéines d'enveloppe si le virus est enveloppé.
> La stratégie de multiplication varie selon la nature du génome viral: ADN ou ARN, génome bicaténaire ou monocaténaire, segmenté ou non, circulaire ou linéaire.
> Seuls les virus à ADN dont la réplication est intranucléaire peuvent utiliser les enzymes cellulaires pour la transcription.
> Les autres virus doivent posséder leurs propres enzymes (exemple : poxvirus qui ont une réplication cytoplasmique, virus à ARN).
> la stratégie de réplication dépend de la **nature du génome viral**: 7 groupes de virus sont ainsi distingués.

❏ *La réplication des virus à ADN*

La réplication des virus à ADN a lieu dans le noyau sauf pour les poxvirus.

- *Les virus à ADN à réplication intranucléaire:*

La réplication très dépendante des facteurs cellulaires et concerne les familles des virus suivants : **Polyomaviridae**, **papillomaviridae**, **adenoviridae, Herpesviridae**

- *Les virus à ADN à réplication cytoplasmique :*

Concerne la famille des **poxviridae** qui sont largement indépendants de la machinerie cellulaire: leur génome est associé à de nombreuses protéines virales impliquées dans la transcription et la réplication.

Utilisent uniquement le système cellulaire de traduction pour la synthèse protéique (ribosomes).

Le cycle viral des virus à ADN peut être divisé en deux phases sauf pour les Herpesviridae chez lesquels on distingue trois phases (phase très précoce supplémentaire):

Phase précoce:

- ❖ Transcription d'une partie du génome viral par une ARN polymérase-ADN dépendante cellulaire.
- ❖ Production d'ARN messagers précoces qui migrent dans le cytoplasme cellulaire.
- ❖ Traduction des ARN messager (ARNm) précoces par les ribosomes de la cellule en protéines régulatrices non structurales ou en enzymes impliquées dans la synthèse de l'ADN.
- ❖ Réplication de l'ADN viral par l'ADN polymérase cellulaire ou virale aboutissant à un grand nombre de copies d'ADN viral.

Phase tardive:

- ❖ les ADN viraux néoformés servent de matrices pour une deuxième transcription. Aboutit à la formation d'ARNm tardifs, qui après traduction, vont former des protéines de structure (capside, enveloppe).

- ❑ *La Réplication des virus à ARN*

Cette réplication à pour objectif la synthèse d'ARN génomique et d'ARNm qui sera traduit en protéines virales.

La réplication se fait sur un **mode semi conservatif**: chaque brin sert de matrice pour un brin complémentaire.

- ARN (+) 5'→3' copié en ARN(-) 3'→5'

- ARN (-) 3'→5' copié en ARN(+) 5'→3'

- Tous les virus à ARN, à l'exception des *retroviridae*, codent une **ARN polymérase ARN dépendante.**
- Le cycle de réplication est intra cytoplasmique sauf pour :

Les *retroviridae* (VIH) et les *orthomyxoviridae* (grippe).

> *a. La réplication des virus a ARN simple brin de polarité positive:*

Les virus avec un ARN simple brin de même polarité que l'ARNm sont par convention appelés virus à génome de polarité positive.   Exemple: **Poliovirus** .

- ❖ Ces virus possèdent une **transcriptase** codée par le génome viral qui va synthétiser un brin d'ARN complémentaire de l'ARN viral.
- ❖ C'est ce brin d'ARN néosynthétisé qui servira à son tour de matrice pour la synthèse d'ARN génomique de polarité positive.
- ❖ Ce dernier va servir soit d'ARNm pour la synthèse des protéines virales, soit d'ARN génomique pour les virus fils.

b. La réplication des virus à ARN simple brin de polarité négative

- ❖ Ces virus doivent utiliser une stratégie différente pour produire leur ARNm.
- ❖ Le génome est répliqué en un brin d'ARN complémentaire de polarité positive qui à son tour sert de matrice à la synthèse de nombreux ARN génomiques viraux simple brin de polarité négative.
- ❖ Ceci est possible grâce à une ARN transcriptase virale.
- ❖ Certains virus à ARN simple brin de polarité négative (exemple: virus influenzae) ont des génomes segmentés en plusieurs molécules d'ARN.
- ❖ La réplication de l'ARN aboutit à la synthèse d'un ARNm pour chaque protéine virale et non pas à une seule grande molécule d'ARN.

- ❖ Chaque ARNm peut ainsi être régulé de manière indépendante, ce qui permet la production de différentes quantités de chaque protéine virale.
- ❖ D'autres virus présentent un mode plus économe d'utilisation de leur génome:
- ❖ Une même région d'ARN viral présente plusieurs sites de transcription, chacun produisant un ARNm qui subira une traduction en protéines virales distinctes.

c. La réplication des virus a ARN double brin

Exemple: **Réovirus** (virus de la gastroentérite)

- ❖ Comme pour les virus à ADN, l'information génétique des virus à ARN double brin doit d'abord être copiée en un brin de polarité positive qui jouera le rôle d'ARNm.
- ❖ Ces virus contiennent une ARN transcriptase codée par leur génome et capable de transcrire des ARN simple brin de polarité positive à partir du brin génomique de polarité négative.
- ❖ Les génomes à ARN double brin sont toujours segmentés et chaque segment donne naissance à un seul ARNm.

d. La réplication des virus a ARN possédant une transcriptase inverse

Exemple: **rétrovirus** comme le **VIH**

Ces virus possèdent un ARN simple brin de polarité positive mais adoptent une stratégie de réplication unique utilisant un intermédiaire ADN:

- ❖ L'ARN viral simple brin de polarité positive sert de matrice à la **transcriptase inverse** du virus.
- ❖ L'ADN viral peut ensuite s'intégrer dans l'ADN chromosomique de la cellule hôte où il peut résider très longtemps.
- ❖ La transcription de l'ADN viral intégré est effectuée par les ARN polymérases de la cellule hôte comme s'il s'agissait d'ADN chromosomique.

3- Etapes tardives (Maturation, assemblage et libération)

- *Maturation des protéines virales après traduction*

Protéolyse ==> Protéines fonctionnelles (réplicases, protéines de structure). Glycosylation dans appareil de Golgi (expression au niveau de la surface membranaire).

- *Migration aux sites de réplication, d'assemblage, surface cellulaire.*
- *Les protéines de structure s'auto-assemblent en capsomères puis en nucléocapside par intégration du génome répliqué*
- *Assemblage a lieu au niveau :*

- Du noyau (virus à ADN: Adénovirus, Herpès)

- Du cytoplasme (Virus à ARN: Picornavirus, ADN Poxvirus)

➢ **Virus enveloppés**

Les bases de la virologie médicale

La libération se passe par bourgeonnement. Ces virus acquièrent leur enveloppe par bourgeonnement à partir de la membrane cellulaire (**exemple : HIV**).

Sites membranaires d'acquisition de l'enveloppe par virus :

Virus	Membrane cellulaire à travers laquelle s'effectue le bourgeonnement
HSV	Nucléaire interne puis Appareil de Golgi
Poxvirus	Appareil de Golgi
Flavivirus	Membrane endoplasmique
Orthomyxovirus	Membrane plasmique externe
Paramyxovirus	Membrane plasmique externe
Rhabdovirus	Membrane plasmique externe
Rétrovirus	Membrane plasmique externe

> **Virus nus**

La libération des virions se fait par lyse.

Après accumulation des virions en quantité importante, il y a rupture de la cellule hôte qui va aboutir à :

• la libération des particules virales complètes et matures.

• De trouver une nouvelle cellule hôte pour perpétuer le cycle.

Conséquences de la multiplication virale pour la cellule infectée.

Trois conséquences sont possibles :

Mort de la cellule

- ❖ synthèses cellulaires gravement perturbées par les virus. C'est *l'INFECTION LYTIQUE.*
- ❖ C'est ce que donnent la plupart des virus humains dans les cellules.
- ❖ L'accumulation dans la cellule infectée de matériel viral désorganise les structures et les fonctions cellulaires. La cellule infectée meurt, soit par **nécrose**, soit par **Apoptose**.

Exemple: infection par poliovirus : destruction des neurones de la corne antérieure de la moelle, paralysies définitives, car un neurone détruit n'est pas remplacé.

Tolérance de l'infection

La cellule tolère l'infection. Le génome viral et le génome cellulaire se partagent le potentiel de synthèse de la cellule et les deux métabolismes, cellulaire et viral, coexistent.

Transformation cellulaire maligne

La cellule se multiplie de façon anarchique. La cellule infectée acquérant des caractères généralement attribués aux cellules cancéreuses. Chez l'homme, cinq catégories de virus sont liées à un cancer :

1. HTLV-1 humain (Human T lymphotrope virus type 1) qui est un rétrovirus responsable de leucémies et sarcomes à lymphocyte T de l'adulte dans des zones géographiques particulières (Caraïbe, Japon, Afrique).

2. Virus de l'hépatite B ou HBV, responsable du cancer primitif du foie.

3. **HPV-16 18 et 31,** virus des papillomes humains associés au cancer du col utérin.

4. Virus Epstein-Barr ou EBV, associé notamment au lymphome africain de Burkitt, aux lymphomes des sujets immunodéprimés.

5. Herpèsvirus humain 8 ou HHV-8 associé à la maladie de Kaposi et au lymphome diffus des séreuses.

CHAPITRE III

MECANISMES GENERAUX DES INFECTIONS VIRALES

Définition des infections virales

Les infections virales sont la conséquence de la virulence d'un agent infectieux (le virus) et la réponse de l'hôte.

La virulence du virus dépend :

- De la quantité de virions dans l'inoculum,
- De sa voie d'introduction dans l'organisme
- De la vitesse de multiplication du virus.

La réponse de l'hôte dépend :

- L'âge
- La température extérieure
- L'état nutritionnel
- L'état immunitaire

Réservoir des virus pathogène pour l'homme :
- L'homme (sécrétions ou autres effluents biologiques
- L'environnement (eau, aliments, air, surfaces…)
- Le monde animal/arthropodes vecteurs.

La transmission

- Directe entre deux individus
- Indirecte à partir des milieux extérieurs

Les conditions de la transmission :

- Les virus fragiles sont les virus pourvus d'une enveloppe membranaire et se transmettent par contact direct.
- Les virus résistants dans l'environnement sont, en général, les virus nus. On peut les retrouver dans les eaux usées, les rivières et les piscines.
- L'environnement joue un rôle important et particulièrement les conditions climatiques :
    2. L'hiver favorise la transmission des infections respiratoires.
    3. L'été favorise la transmission des infections entérovirus ou à VHA.
- La diversité des conditions épidémiologiques explique que les infections virales existent sur le mode :
    4. Sporadique
    5. Endémique
    6. Épidémique
    7. Pandémique

Pathogénèse de l'infection virale

1- Les facteurs influençant la pathogénèse virale

a- **Les facteurs nécessaires à l'initiation de l'infection :**

- Quantité suffisante de virus infectieux au niveau de la porte d'entrée.
- Capacité du virus à échapper aux mécanismes de défense de l'hôte (barrière naturelles, immunité spécifique préexistante).
- Présence de cellules permissives à la porte entrée.

b. Les facteurs favorisant la progression de l'infection :

- Facteurs de fragilité «endogènes» :
    - Ages extrêmes de la vie (sénescence immunitaire du sujet âgé).
    - Immaturité du système immunitaire du nouveau né.
    - Grossesse.
- Facteurs de fragilité acquis : SIDA, Traitement immunosuppresseurs (chimiothérapie, corticoïdes ...)

La pathogénèse des infections virales décrit les processus par les quels un virus induit une maladie.

2- Les voies de pénétration :

a- Au niveau cutané

La peau constitue une barrière efficace contre la pénétration du virus.
Sa surface est constituée de cellules mortes incapables de répliquer les virus.
Cependant le Virus peut pénétrer par voie cutanée en cas :

- ✓ D'abrasion ou de lésion cutanée
- ✓ De piqûre par aiguille ou tatouage
- ✓ De morsure d'animal
- ✓ De piqûres d'arthropodes

Certains virus donnent des infections localisées au niveau transcutané comme les papillomaviridae (virus des verrues humaines) ou les poxviridae, d'autres se disséminent en donnant des maladies généralisées comme le cas du CMV.

b. Au niveau des muqueuses :

- *Muqueuses respiratoires*
    - ✓ Les virus sont transmis par voie aérienne. (viroses respiratoire)
    - ✓ Les virus excrétés dans l'air ambiant, sont inhalés sous forme d'aérosols.
    - ✓ Les mécanismes de défense:
        - ➢ Air filtré au niveau des fosses nasales
        - ➢ Le tapis mucociliaire
        - ➢ Les macrophages alvéolaires
        - ➢ Les IgA sécrétoires

Les virus responsables des maladies respiratoires provoquent une altération ou une nécrose de l'épithélium et restent localisées au tractus respiratoire (Rhinovirus, ADV, Influenzavirus, VPI, VRS).

Par contre, d'autres virus pénètrent par cette voie mais ne provoquant que peu de signes cliniques respiratoires (exemple le virus de la variole, virus de la varicelle, virus de la rougeole, virus de l'oreillon et le virus de la rubéole).

Se sont des infections généralisées à point de départ respiratoire.

- **Muqueuses oropharyngées :**
    - ✓ Virus transmis par voie Salivaire (HSV-1, CMV, EBV, HH)
    - ✓ Virus transmis par voie Aérienne
- **Muqueuses digestives :**
    - ✓ Virus transmis par voie féco-orale.
    - ✓ Mécanismes s'opposant à l'infection :
        - ➢ Acidité gastrique
        - ➢ Mucus
        - ➢ Protéase
        - ➢ Sels biliaires
        - ➢ IgA sécrétoires

Certains virus nus seront les seuls à pouvoir s'implanter.

Seuls les virus résistants peuvent infecter les cellules du tube digestif. Certaines infections restent localisées dans l'intestin (gastro-entérites à Rotavirus). D'autres vont donner des infections généralisées à point de départ Intestinal (Entérovirus et VHA).

- **Muqueuse génital :**

virus transmis par voie sexuelle Leur infection reste, en général, localisée (HSV, HPV).

- **Conjonctive**

Mécanisme de défense : sécrétion lacrymale et battement des paupières, l'ADV-8 est transmis par les instruments ophtalmiques et dans les piscines.

c-Passage transplacentaire :

- CMV, rubéole, parvovirus B19, VIH...
- L'infection est le plus souvent contemporaine d'une virémie maternelle.

2- Dissémination du virus dans l'organisme :

a- Diffusion locale

Après multiplication au niveau de l'épithélium de la porte d'entrée, le virus peut être excrété directement à l'extérieur :

- Dans les voies aériennes pour les infections locales respiratoires.
- Dans les selles pour les infections locales intestinales.

b. Diffusion générale :

❏ *Voie lymphatique et sanguine*

Après avoir traversé la barrière cutanée ou les cellules muqueuses, le virus peut pénétrer dans les capillaires lymphatiques et être véhiculé jusqu'aux organes lymphoïdes qui drainent les territoires de la porte d'entré du virus.

- ✓ Dans ces organes le virus est capté par les macrophages et les cellules dendritiques qui peuvent le dégrader.
- ✓ Si le virus passe cette barrière, il rejoint le compartiment sanguin.

❏ *Voie nerveuse*

- ✓ Cette diffusion par voie nerveuse implique que le virus puisse pénétrer dans les neurones et s'y multiplier.
- ✓ Les virus se propageant par cette voie sont représentés chez l'homme par :
  - Les virus HSV et VZV qui sont véhiculer par le nerf jusqu'au ganglion sensitif.
  - Le virus de la rage véhiculé jusqu'à l'encéphale.

3- *Atteinte des organes cibles*

Se sont les organes sur lesquels s'exercent les effets nocifs du virus. L'atteinte sélective de certains tissus ou organes détermine le tropisme des virus. Dans la majorité des cas l'organe cible est le siège de la multiplication virale, Cependant, certains virus peuvent exercer leur action pathogène en l'absence de cycle lytique. Cette situation est observée avec les virus transformant (l'EBV, HTLV-1 ou les papillomavirus).

a- Facteurs du tropisme

Pour que la cellule soit infectée par un virus, il faut qu'elle soit :
- ✓ Sensible : possède des récepteurs spécifiques pour le virus.
- ✓ Permissive : doit avoir toutes les propriétés requises pour que le cycle de multiplication de virus soit complet.

b- Différents organes cibles

❑ La peau :

- ➤ Le tissu cutané peut être le siège d'une infection localisée (HSV, papillomavirus) mais, le plus souvent, les manifestations cutanées résultent de la dissémination du virus par voie sanguine.
- ➤ la majorité des infections sont éruptives:
  - ✓ Macule : par vasodilatation capillaire
  - ✓ Papule : par infiltration cellulaire
  - ✓ Vésicule : œdème extracellulaire avec décollement de la couche cornée *exemple* : virus de la rougeole, HHV-6, HSV, VZV…
- ➤ Des phénomènes hémorragiques au niveau cutané (purpura) peuvent résulter de l'augmentation importante de la perméabilité vasculaire (virus de la dengue).
- ➤ L'éruption se produit sur la peau mais également sur les muqueuses.
- ➤ Les papillomavirus, qui sont des virus transformant, induisent une prolifération cellulaire responsable des verrues et des condylomes.

❑ Les voies respiratoires :

Les infections virales se limitent souvent à des infections bénignes de la sphère ORL et des voies respiratoires supérieures (rhinites, rhinopharyngites, otites, trachéites, bronchites). Les atteintes des voies respiratoires inférieures (bronchiolites, pneumonies) ont en général une sévérité clinique plus marquée.

❏ **Le Foie**

Le foie est l'Organe cible par excellence pour les virus des hépatites A, B, D, C, E. Une hépatite peut être aussi observée au cours d'infection à CMV, EBV ou HSV. Dans la majorité des cas les hépatites virales ne résultent pas de l'action directe du virus, mais d'un mécanisme immuno-pathologique se traduisant par une inflammation réactionnelle accrue

❏ **Le Système nerveux**

Les manifestations neurologiques que provoquent les virus sont :

> Des méningites (avec une forme bénignes en général)
> Des encéphalites (qui sont plus sévère)
> Myélites et polyradiculonévrites (leurs prévalence est rare)

Les virus incriminés sont : Les entérovirus, HSV-1, HSV-2, VZV, CMV, EBV, virus de la rougeole et la rubéole, les Alphavirus, les Flavivirus, le virus CML, HIV, HTLV.

Ces affections peuvent résulter directement de l'effet cytopathogène du virus ou le plus souvent d'un mécanisme immunopathologique sous forme une d'une réaction inflammatoire accrue.

❏ **Les yeux**

Les virus HSV (herpes simplex virus), VZV (varicelle zona virus), adénovirus (de type 8) et entérovirus (de type 70) peuvent se localiser au niveau oculaire et entraîner des lésions sous forme de conjonctivite, kératite, uvéite...

❏ **Le Cœur**

Le cœur est une cible pour les entérovirus et surtout les virus Coxackie B.
Ces virus sont responsables des myocardites et des péricardites, et parfois de cardiomyopathies dilatés.

❏ **Les Reins**

L'atteinte rénale est observée au cours d'une infection par :

- ✓ la fièvre hémorragique avec syndrome rénal (Exemple le virus Hantaan).
- ✓ La fièvre jaune sous forme d'une hépatonéphrite.

❏ **Les glandes**

Le virus des oreillons est responsable de parotidites, d'orchites et d'atteintes pancréatiques et parfois des méningites.

❏ **Les Organes lymphoïdes**

Se sont une cible pour les virus appartenant à la famille des Herpesviridae (EBV, HHV-6, HHV-7, HHV-8) ou des Retroviridae (HIV-1, HIV-2, HTLV-1, HTLV-2). Ces virus peuvent être responsables de syndromes lymphoprolifératifs (EBV, HHV-8, HTLV-1) ou de déficits immunitaires (HIV-1, HIV-2).

❏ **Le Sang et Les organes hématopoïétiques**

Le parvovirus **B19** qui infecte les cellules hématopoïétiques peut dans certaines circonstances être la cause d u syndrome d'érythroblastopénies ou d'anémie chroniques.

D'autres virus peuvent donner des troubles majeurs de la coagulation tels que les Flavivirus, Hantavirus, Arénavirus et Filovirus.

4- *Les voies d'excrétion du virus*

L'excrétion du virus par l'organisme infecté constitue la dernière étape du cheminement du virus dans l'organisme, elle assure le maintien de la chaîne épidémiologique, en entraînant la contamination des autres sujets. Parmi les voies d'excrétion des virus on trouve :

> **Les voies respiratoires**

Tousser, éternuer et parler diffusent très facilement des virus présents dans la gorge et le tractus respiratoire tels que les rhinovirus, virus de la grippe, VRS..

> **Le tube digestif :**

Beaucoup de virus sont présent dans les selles telles que les adénovirus, rotavirus, coxsakievirus, poliovirus, entérovirus…

> **Les lésions cutanéo-muqueuses :**

Une source de contaminations importante se fait par l'excrétion virale à partir des lésions cutanée ou des muqueuses.

> **Les urines :**

La rougeole, la rubéole, le CMV et le virus ourlien sont des virus qui sont abondamment excrétés dans les urines.

> **Le lait maternel :**

Les virus tels que le CMV, HIV, HTLV et HBV sont excrété dans le lait maternel et peuvent être la cause d'une contamination du nourrisson.

> **Les sécrétions génitales :**

Le CMV, les virus HBV, HIV et HTLV sont excrétés dans les sécrétions génitales et le sperme, ce qui fait de ces virus des agents des IST (Infections sexuellement transmissible)

5- -Différents types d'infections virales
> **Infection aigue**

L'infection aigue concerne tous les virus lors de la primo infection elle se caractérise par une multiplication virale rapide et intense.

En générale il y a deux types d'infection aigue : Localisé et généralisé

Infection localisé se caractérise par :

- ❖ une diffusion locale
- ❖ une Incubation courte en générale inférieur à 5 jours
- ❖ Le tissu cible constitue la porte d'entrée
- ❖ Provoque des Infections respiratoires (Virus de la grippe A et B, rhinovirus…)

Les bases de la virologie médicale   *Micro-Science*

- ❖ Provoque des Gastro-entérites (Rotavirus, adénovirus...)
- ❖ Provoque des conjonctivites (Adénovirus

Infection localisé se caractérise par :

- ❖ Une diffusion générale
- ❖ Une incubation longue de quelques semaines à plusieurs mois
- ❖ La porte entrée est différente de l'organe cible : Exemple virus de la poliomyélite
- ❖ Evolution : élimination du virus ou infection persistante

> **Infection persistante :**

L'infection persistante peut être sois chronique ou latente.

Infection chronique : se caractérise par une multiplication virale continue, qui n'est pas toujours très productive exemple : HIV, hépatite B et C.

Infection latente : se caractérise par une persistance du génome viral dans certains sites avec une phase de latence et des épisodes de réactivation. Exemple : Herpesviridae, virus JC.

> **Infection conduisant à une oncogenèse virale :**

La majorité des virus pathogènes causent des maladies en détruisant directement ou indirectement les cellules et les tissus qu'ils infectent.

D'autre virus entraînent une transformation des cellules infectées en conduisant à un cancer suite à:

- Une Immortalisation des cellules.
- Un besoin réduit en facteurs de croissance.
- Une perte d'inhibition de contact.

CHAPITRE IV

DIAGNOSTIC VIROLOGIQUE DIRECT

Le diagnostic virologique constitue l'ensemble des principes, des méthodes et des stratégies visant à détecter, quantifier, suivre et identifier précisément les infections virales humaines. Le choix de la technique dépend du virus recherché et les renseignements cliniques du malade.

Les indications du diagnostic virologique

- ❏ La Gravité du virus pour le patient ou l'entourage dans ce cas le diagnostic sert à :
  - ✓ Confirmer une infection
  - ✓ Mesurer les paramètres de la gravité
  - ✓ Evaluer le risque de la transmission
- ❏ La chimiothérapie antivirale Spécifique: dans ce cas le diagnostic virologique valide le bien-fondé de l'intervention thérapeutique
- ❏ Le Suivie du traitement par une quantification de la charge virale et la disparition du virus de l'organisme.
- ❏ Diagnostic virologique des dons de sang, d'organes et de tissus.
- ❏ Identification d'une épidémie en détectant l'infection et en organisant la protection de la communauté.
- ❏ Amélioration de la prise en charge des infections virales

La phase pré analytique

1-Le prélèvement : Etape importante

- ✓ Le choix du site de prélèvement est orienté par la symptomatologie clinique du patient.
- ✓ La nature des prélèvements: prélèvement de gorge, LCR, liquides oculaires, selles…
- ✓ Recueillir des cellules riches en virus
- ✓ Chronologie: prélèvement précoce des le début des signes cliniques et la suspicion d'1 étiologie virale

2-*Conservation et transport des échantillons :*

- ✓ Préserver la qualité du prélèvement par l'utilisation de milieux de transport adéquat afin de maintenir de l'infectiosité virale.
- ✓ Veiller à la sécurité des manipulateurs par l'utilisation d'emballage protecteur (triple emballage en cas de risque infectieux majeur)
- ✓ Règle générale: transport immédiat au laboratoire si non conservation du prélèvement à + 4°C

3-*Informations et renseignements cliniques jointes au prélèvement*

- ✓ Identité du patient: nom et prénom, âge, sexe
- ✓ Nature et date du prélèvement
- ✓ Identité et les coordonnées du prescripteur
- ✓ Renseignements cliniques
- ✓ Préciser la nature de la demande

Ces éléments conditionnent le choix de la technique et l'interprétation des résultats

Le diagnostic direct

1-La culture cellulaire

- ✓ C'est la technique de référence
- ✓ Le virus étant un parasite intracellulaire obligatoire, sa culture nécessite des cellules vivantes spécifiques.

La culture virale in vivo:

- Dans des Animaux de laboratoire exemple des singes

- Dans les Œufs de poule embryonné (production de vaccin)

Culture virale in vitro:

- Cellules spécifiques en cultures : reste la technique la plus spécifique du diagnostic virologique.
- Chaque virus ayant possède un tropisme cellulaire propre, il n'existe pas de système de culture cellulaire universel, le laboratoire doit entretenir au minimum deux ou trois lignées cellulaires pour obtenir la réplication du virus pathogène pour l'Homme.
- Types de cellules utilisées :
    - ✓ Culture primaire (exemple: cellule du rein de singe)
    - ✓ Cellules diploïdes humaines (exemple: MRC5)
    - ✓ Lignée cellulaire continue (exemple: KB, Hep 2)
- La réalisation des cultures cellulaire nécessite :

- ✓ Inoculation du prélèvement sur des cellules spécifiques.
- ✓ Milieu nutritif.
- ✓ Conditions d'incubation: 37°C, 95% humidité, 5% CO2
- Durée de la culture: jusqu'à un mois.
- La lecture et la mise en évidence de l'effet cytopathique :
  - ✓ L'absence de la réplication se traduit par une nappe cellulaire intacte
  - ✓ la réplication peu cytopathique ne donne pas de modification des cellules.
  - ✓ La réplication cytopathique se traduit par une modification de la nappe cellulaire et un effet cytopathogéne (ECP)

ECP est Visible soit :

- ✓ A l'**état frais** (arrondissement, rétraction, réfringence)
- ✓ Après **coloration** (Inclusions intranucléaires, Intracytoplasmiques)
- ✓ Après **Techniques immunologiques** (IF, ELISA)
- ✓ Après **Séro-neutralisation qui** Consiste à utiliser des Anti-sérums capables de neutraliser le virus et par la suite d'empêcher l'expansion de son ECP.
- ✓ Après **Inhibition de l'hémagglutination :** et cela concerne les virus ayant des hémagglutinines comme récepteur (Rubéole, Grippe, Adénovirus) et consiste à inhiber le pouvoir hémagglutinant d'un surnageant de culture en utilisant un anti-sérum dirigé contre le virus.

Les bases de la virologie médicale

Les avantages de la culture cellulaire :

- Ça permet de mettre en évidence du pouvoir infectieux
- Etude ultérieure des caractéristiques fonctionnelles et structurales des virus
- Possibilité de tester la sensibilité aux antiviraux par méthodes phénotypiques.

Les inconvénients de la culture cellulaire :

- La durée est longue
- Le coût élevé en réactifs, équipements et personnels
- Difficile techniquement: risque de cytotoxicité des prélèvements, contaminations bactériennes/ fongiques.
- Risque infectieux lié à l'amplification du virus, ce qui impose souvent le confinement strict de cette activité dans des laboratoires de haute sécurité (Labo P3 et P4.)

2-Microscopie électronique :

- Permet de visualiser la **morphologie** virale révélatrice de la famille mais non pas de l'espèce virale.
- S'adresse aux virus **non cultivables** et pour lesquelles on ne dispose pas de techniques immunologiques (exemple: *astrovirus*)

Les inconvénients:

- Le coût est élevé
- L'entretien est difficile

- Nécessite des prélèvements riches en virus

3-Détection directe des Antigènes (Ag) viraux :

Devant la difficulté, la lenteur voir l'impossibilité de cultiver certains virus, les techniques immunologiques représentent une alternative intéressante dans le diagnostic direct des infections virales.

- ❏ la mise en évidence des Ag viraux se fait soit :
  - Intracellulaire (exemple: VRS (virus respiratoire syncitiale) dans les secrétions nasales)
  - Extracellulaire (exemple: Ag Hbe, p24)
- ❏ **Principe général:** Complexe Ag-Ac est mis en évidence soit par :
  - Addition de substance **fluorescente/ enzyme.**
  - Agglutination de **particules de latex.**
- ❏ Avantage:
  - Techniques rapides, Spécifiques et reproductibles.
  - N'exigent pas que le virus soit infectieux.
- ❏ Inconvénients:
  - Manque de sensibilité.

4-Les techniques de la biologie moléculaire :

Ce sont des méthodes de **diagnostic direct**, destinées à mettre en évidence dans un prélèvement, la présence des **génomes viraux.**

Principe: consiste à la détection de l'acide nucléique viral en utilisant une **sonde nucléique spécifique** à l'Acide Nucléique recherché.

Les conditions préalables:

- ✓ Extraction de l'Acide nucléique (étape critique)
- ✓ Connaître la séquence des bases sur le génome (séquençage)
- ✓ Choisir les régions qui sont conservées, conservés et spécifique.
- ✓ Synthétiser des amorces complémentaires

On distingue deux méthodes : Une hybridation sans amplification et une hybridation avec amplification.

❑ *Hybridation sans amplification :*
- ✓ Hybridation entre le génome viral et une sonde nucléotidique connue marquée soit par:
  - ➢ Isotope radioactif : sonde chaude
  - ➢ Produit non radioactif : sonde froide
- ✓ Il existe trois variantes méthodologiques:

1- Hybridation sur membrane :
- ➢ Dot blot: Dépôt direct des acides nucléiques sur la membrane
- ➢ Southern-blot: Les acides nucléiques sont séparés par électrophorèse avant qu'ils soient déposés sur la membrane

2- Hybridation in situ :

Réalisé sur une coupe de tissu (exemple : *HPV*) Renseigne sur de nombreux types histologiques des cellules infectées.

3- Hybridation en phase liquide :

Les bases de la virologie médicale   *Micro-Science*

L'intensité du signal est proportionnelle à la quantité du matériel viral présent dans le prélèvement, elle permet d'apprécier la charge virale (*HIV, HBV, HCV*)

Les limites de la technique:

Un manque de sensibilité et nécessite des prélèvements riches en matériel viral.

❑ *Hybridation avec amplification :*

La forme la plus courante c'est la **Polymérase Chain Réaction** (PCR)
Principe: Enzyme amplifie in vitro de façon **cyclique** et **exponentielle** un fragment de l'acide nucléique cible grâce à des amorces spécifiques et convenablement choisies.
Le Fragment amplifié sera non seulement facile à détecter mais peut être caractérisé de façon plus approfondie (analyse génétique)

Méthode :

- Extraction des acides nucléiques du prélèvement.
- Réalisation du cycle d'amplification:
    - Dénaturation (séparation des brins d'An à 90-95°C
    - Hybridation avec des sondes (lors du refroidissement 50-65°C)
    - Polymérisation à environ 70-75°C

Elle peut être réalisée sur des ADN extraits d'un échantillon ou sur des ARN après rétro transcription dans ce dernier cas en ADNc (ADN combinant) cette technique s'appelle la RT-PCR (Retro transcriptase PCR)

Variantes de la PCR :

- RT-PCR où la PCR est précédée d'une transcription inverse dans le cas des virus à ARN. exemple : influenza virus..
- PCR quantitative: permettant d'évaluer approximativement le nombre de copie de génome viral (mesure de charge virale génomique)
- PCR multiplex: utilisant simultanément plusieurs couples d'amorces, ce qui permet de détecter des virus différents au cours d'une même réaction.
- PCR emboîtée ou nichée *(Nested PCR)* : qui consiste à faire suivre une première série de cycles de PCR par une seconde utilisant des amorces situées à l'intérieur du premier fragment amplifié; cette double amplification accroît encore la sensibilité.
- PCR in-situ effectuée sur des coupes tissulaires fixées pour l'étude des ARNm et des génomes viraux dans les cellules
- PCR en temps réel: suivi de l'avancement de la PCR après chaque cycle par mesure indirecte de l'ADN produit.

Les inconvénients:

> ***Risque de résultats faussement négatifs :*** A cause de la présence d'inhibiteurs dans les prélèvements ou une mauvaise qualité des acides nucléiques viraux (cible non reconnue par les amorces spécifiques)
> ***Risque de résultats faussement positifs :*** A cause d'une contamination par des petites quantités d'acide nucléique cible provenant en particulier des réactions d'amplifications précédentes ce qui demande une grande précaution au cours des manipulations en plus d'une sectorisation très précise des différentes étapes de la manipulation.

Interprétation des résultats

L'interprétation des résultats d'un examen virologique est une étape indispensable avant leur transmission au clinicien prescripteur

Elle se construit au terme de plusieurs étapes :

- La validité technique (la phase analytique): Vérification des bonnes conditions de réalisation de l'analyse.
- La conformité du prélèvement et les modalités de stockage (phase pré analytique)
- La validité des lots de réactifs et les indicateurs de bon fonctionnement des équipes au cours de l'analyse
- Les contrôles de qualité interne et externe.

La validation biologique :

- S'assurer de la conformité de l'examen avec la demande initiale.
- La cohérence des résultats avec les antécédents biologiques et la situation actuelle.
- Renseignements cliniques
- est ce qu'il ya un traitement en cours ou antérieur.

Les résultats doivent s'accompagner d'une interprétation bien claire:
- **Résultat négatif :** n'exclut pas l'infection virale en fonction de la sensibilité et la spécificité de la méthode utilisée.
- **Résultats positif :** n'implique pas que le virus correspondant est obligatoirement responsable de la pathologie observée. (**Exemple:** la détection d'un génome viral par les techniques moléculaires n'implique pas que le virus se trouve sous forme infectieuse dans le prélèvement et se réplique activement dans l'organisme infecté)

Conclusion

Le diagnostic virologique a connu une progression de façon remarquable au cours des dernières années, profitant en particulier de l'essor des techniques de la biologie moléculaire et du développement de la chimiothérapie antivirale, cependant et malgré ces progrès, l'interprétation des résultats des examens est parfois difficile, du fait de la variabilité du processus de multiplication et du pouvoir pathogène des virus dans l'organisme humain. D'une façon générale, pour chacun de ces virus, la connaissance de la physiologie de l'infection est essentielle pour la pratique du diagnostic.

CHAPITRE V

DIAGNOSTIC VIROLOGIQUE INDIRECT

Définition

Le diagnostic virologique indirect consiste à détecter des marqueurs immunologiques spécifiques, habituellement humoraux, produits par l'organisme en réponse à l'infection virale.

Principales applications

- Statut immunitaire:
    - screening prénatal
    - screening pré et post vaccination
    - screening pré-greffe
    - contact avec des maladies contagieuse (exemple: Rubéole, VZV chez la femme enceinte)
- Suivi:
    - Des femmes enceintes non immunes (Rubéole, CMV)
    - Des patients greffés (réactivations, infections post-greffe)
- Diagnostic d'une infection récente :
    - Détection d'IgM spécifiques sur un sérum
    - Augmentation des titres d'Anticorps: deux prélèvements à 2 à 3 semaines d'intervalle.
- Diagnostic d'une infection congénitale par la détection d'IgM
- Le suivi épidémiologique, transfusion…

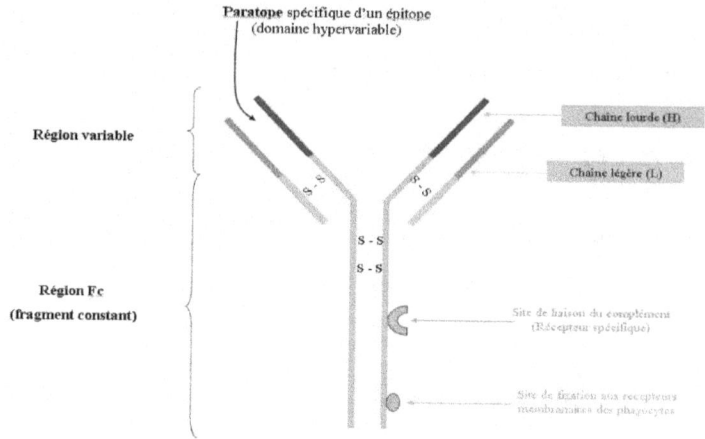

Les techniques virologiques indirectes

1. **Les techniques d'Agglutination :**

❑ *Hémagglutination passive :*

De nombreux virus **non Hémagglutinants** peuvent être fixé à la surface des hématies soit par un simple contact, soit par des procédés chimiques ; en présence d'un sérum contenant des anticorps spécifiques du virus, les hématies sont agglutinées de façon passive.

Les bases de la virologie médicale   *Micro-Science*

Exemple : La recherche des anticorps anti HBs, anti CMV.

❑ *Inhibition de l'Hémagglutination :*

Cette technique est utilisée pour le diagnostic sérologique des infections par des virus **Hémagglutinants** comme les virus de la rubéole, de la grippe, de la rougeole, les adénovirus, de nombreux arbovirus....

Ces virus ont la propriété de se fixer à la surface de certaines hématies par l'intermédiaire d'hémagglutinines, et de former des ponts entre les hématies.

Les anticorps spécifiques du virus se fixent sur le virus qui ainsi entouré d'anticorps, n'a plus accès à la surface de l'hématie: il y a donc une inhibition de l'agglutination.

❑ *Agglutination de particules de latex :*

Des particules de latex coatées avec des antigènes spécifiques permet la détection des Anticorps.

Exemple: Les tests rapides HIV, CMV.

2. **La Lyse :**

❑ *La fixation du complément :*

Cette technique nécessite un sérum dé complémenté.

Principe : le complexe Ac-Ag viral fixe le complément, qui ne peut pas lyser les hématies recouvertes d'Anticorps et donc on aura une réaction positive.

S'il n ya pas de complexe Ac-Ag, le complément libre peut lyser les hématies et on aura donc une réaction négative.

Les avantages :

- C'est une méthode semi quantitative
- Utilisable pour détecter n'importe quel Anticorps (si Ag disponible)
- Larges séries, détection de plusieurs anticorps en parallèle sur un sérum
- Peu coûteuse
- Diagnostic d'infection récente

Les inconvénients :

- Nécessite de nombreux réactifs d'origines différentes
- Ne distingue pas les IgG et les IgM (les deux fixent le Complément)
- longue durée (24 - 48h)
- Nécessite deux sérums pour une interprétation correcte: le premier au début des symptômes, le second 2 à 3 semaines plus tard.

3. La neutralisation

Principe: Consiste à utiliser les anti-sérums capables de neutraliser le virus, et empêcher l'expansion de son ECP en culture cellulaire.

4. Immunoassays:

Ce sont les techniques les plus utilisées en sérologie virale. L'Ag viral est immobilisée sur un support inerte solide (lame de verre, microplaque, tube en plastique, membrane de nitrocellulose, etc.) ensuite le sérum à tester est mis en contact avec les Ag.

Après une étape de lavage, un Anticorps anti-Immunoglobuline humaine est ajouté (c'est le conjugué) ; couplé à un système de révélation qui définit la technique utilisée.

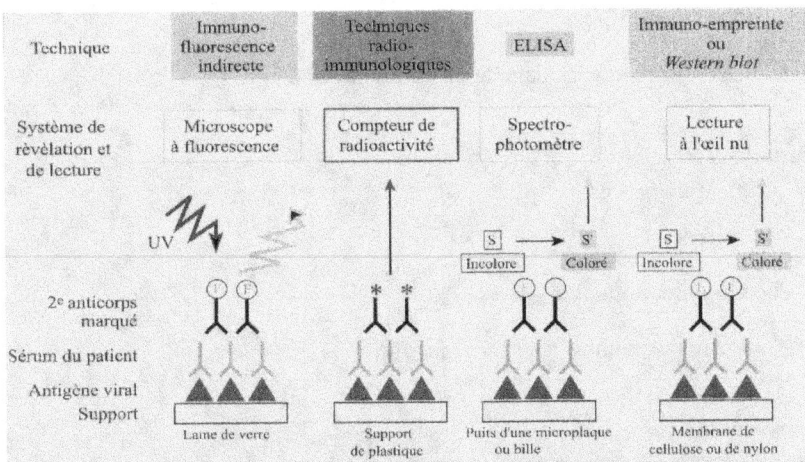

4.Figure 5. Techniques distinguant les isotypes des anticorps antiviraux du sérum du patient. La spécificité du deuxième anticorps permet de définir la classe d'anticorps humains détectés : IgG, IgM, IgA ou immunoglobulines totales. Les techniques de type ELISA sont les plus utilisées. Les techniques d'immuno-empreinte (Immunoblot Western-blot) sont utilisées comme tests de confirmation de l'infection par les virus HIV, HTLV ou EBV, car elles distinguent dans un même sérum les anticorps dirigés contre les différentes protéines du virus.

❑ *Techniques d'immunofluorescence IFA :*

IFI (immunofluorescence indirecte) : Permet la détection d'anticorps (Ac) (ou plus rarement les antigènes (Ag))

- Ag fixés sur une lame de verre: microorganismes (toxoplasmose, borrelia, tréponème…) ou cellules infectées (avec des virus)
- Incubation avec le sérum du patient.
- Lavage des Ac non fixés.
- Incubation avec un conjugué fluorescent (anti Ig totales, anti IgG, anti IgM, anti IgA)
- Lecture au microscope à fluorescence

Il faut savoir que pour la recherche d'IgM on peut avoir :

- ✓ Des faux positifs: réactions croisées avec autres micro-organismes (CMV-EBV).
- ✓ Des faux négatifs dans le cas d'un excès d'IgG

Avantage :

- ✓ Rapide,
- ✓ Coût raisonnable,
- ✓ Distinction entre les IgG et les IgM

Inconvénients :

- ✓ Nécessite un Microscope à fluorescence,
- ✓ Nécessite un Lecteur expérimenté,
- ✓ Il n'y a pas d'automatisation,
- ✓ Utilisé en deuxième intention (Technique de confirmation)

❏ **Techniques de Radio-immunoassay RIA :**

Ce sont des techniques qui ont été largement utilisées auparavant et de nos jours ils ont été remplacés par des techniques EIA (**Enzym-immunoassay**)

A cause des réactifs radioactifs utilisés qui posaient un problème de Sécurité, stockage et d'élimination de déchets.

- **Techniques Immuno enzymatiques : Enzyme Immunoassay EIA :**

Ces techniques sont largement utilisées en virologie médicale.

Nous avons de différentes générations de la fameuse technique ELISA (Enzyme Linked Immuno Sorbent Assay):

- ➢ Les tests ELISA de première génération : ils reposaient sur l'utilisation de lysats viraux comme antigènes, préparés à partir de cultures virales issues de cellules T humaines, à l'origine de possibles réactions croisées.
- ➢ Les tests ELISA de deuxième génération : les lysats viraux ont été remplacés par des peptides synthétiques ou des protéines recombinantes, ce qui a permis d'améliorer la sensibilité et la spécificité de ces tests.
- Les tests ELISA de 3ème génération : ils reposent sur l'utilisation de protéines recombinantes ou synthétiques encore plus spécifiques ainsi que sur un format sandwich ". Ils détectent toutes les classes d'immunoglobulines, y compris les IgM.

- Les tests ELISA de 4ème génération ou tests combinés : ils ont été conçus pour détecter les anticorps anti-VIH et l'antigène p24 de façon simultanée, améliorant ainsi la sensibilité au cours de la phase de séroconversion.

ELISA classique indirect (Détection d'Anticorps) :

Les étapes :

- Ag coatés sur une surface solide (microplaque, tube, bille)
- Sérum patient contenant des anticorps qui vont se lier à la phase solide (Ag).
- L'utilisation d'un conjugué qui est une immunoglobuline anti IgG ou anti IgM couplée à une enzyme (PAL ou peroxydase).
- La révélation se fait par l'ajout d'un substrat de l'enzyme qui va donner une coloration proportionnelle à la quantité d'Anticorps recherché : La lecture par un spectrophotomètre dont la densité optique (DO) correspond au spectre d'absorbance optimale du substrat utilisé.

Interprétation :

La valeur seuil (VS) calculée par rapport aux contrôles négatifs et positifs.

- Tout titre d'anticorps est supérieur à la valeur seuil donne un résultat positif.

- Tout titre d'anticorps est inférieur à la valeur seuil donne un résultat négatif.
- Tout titre d'anticorps compris entre VS ± 10 ou 15% donne un résultat douteux.

Avantage:

- ✓ Dosage qualitatif ou quantitatif
- ✓ Distinction entre les IgG et les IgM
- ✓ Simple et Automatisable
- ✓ Petit ou grand nombre d'échantillons

Exemple d'application: Sérologie de la rubéole IgG, HIV, oreillons, rougeole IgG IgM...

ELISA « Sandwich » ELISA de capture (Détection des IgM) :

Les étapes :

- Un anticorps anti IgM (Ac monoclonal de souris) fixé sur une phase solide
- Fixation des IgM recherchés contenues dans l'échantillon
- Un Ag correspondant est ajoutée
- Le Conjugué enzymatique correspondant à l'Ag est ajouté à la fin.

Exemple d'application: IgM anti CMV, Rubéole, HBc.

ELISA par compétition :

Les étapes :

Exemple d'application de ce type d'ELISA c'est la détection des Ac anti HBc (virus hépatite B).

- Ag HBc Coatés sur une phase solide
- Anticorps anti HBc présent dans l'échantillon entrent en compétition avec les Ac anti HBc marqués avec une enzyme en quantité connue.
- Substrat de l'enzyme donne une coloration inversement proportionnelle à la quantité d'Ac présent de l'échantillon.

❑ **Immunoblot Immuno Empreinte**

➢ *Western Blot*

Principe :

✓ Les protéines virales fractionnées par électrophorèse sur gel de polyacrylamide.
✓ Transfert du gel sur des bandelettes de nitrocellulose
✓ Ajout du sérum à tester
✓ Révélation par une technique immuno enzymatique : La fixation des Ac spécifiques sur les Ag sera révélée sous forme de bandes.

Cette technique est utilisée comme confirmation d'un test de détection ELISA POSITIF (VIH1 et VIH2, CMV, EBV…) Une bande colorée apparaît lorsque le sérum testé contient des anticorps reconnaissant l'antigène adsorbé à cet endroit-là sur la bandelette.

> *LIA: Line Immuno Assay :*

Les Ag recombinants sont déposées sur des bandelettes de nylon
Exemple d'application: HIV, HCV

> *RIBA: Recombinant Immuno Blot Assay ou SIA : Strip Immunoblot Assay*

Les Ag recombinants sont déposées sur des bandelettes de nitrocellulose
Exemple d'application: HIV, HCV

La technique	Les Avantages	Les inconvenient
ELISA	• Très sensible • spécifique • Automatisation • Distinction IgG/IgM	Rien.
IF	Peu d'avantages / ELISA	Difficultés de mise en œuvre. Réservée à des petites séries
Western-blot	Plus spécifique que l'ELISA	Sensibilité moyenne
Agglutination passive	Peu sensible Très rapide	Manque de standardisation (lecture directe)
Hémagglutination indirecte (IHA)	Les Ac détectés sont protecteur in vivo. Permet d'apprécier le niveau d'immunité naturelle ou post-vaccinale.	Manque de sensibilité Utilisation limitée aux virus porteurs d'hémagglutinine
Les réactions de fixation du complément (RFC)	Spécificité des Ac est importante. Possibilité de quantification : permet de suivre l'évolution d'un titre d'Ac sur deux prélèvements successifs	Manque de sensibilité Difficultés de standardisation

Interprétation des résultats

L'interprétation d'un test diagnostique doit être en parfait corrélation avec les renseignements cliniques : motif de la demande, principaux symptômes et la date de début des troubles, et doit aussi prendre en compte les paramètres classiques:

VP= valeur prédictive positive, VN= valeur Prédictive négative ; FN= faux négatif ; FP= faux positif ; SE=sensibilité ; SP=spécificité

- ✓ La **sensibilité** de la technique utilisée: probabilité que le test soit positif chez les individus ayant l'infection recherchée **(SE= VP/VP+FN)**.
- ✓ La **spécificité** de la technique utilisée: probabilité que le test soit négatif chez les individus n'ayant pas l'infection recherchée **(SP=VN/VN+FP)**.
- ✓ Les **valeurs prédictionnelles** de la technique utilisée:
    - Valeur prédictive **positive** (VPP): probabilité que l'individu ait l'infection si le test est positif **(VPP= VP/VP+FP)**
    - Valeur prédictive **négative** (VPN): probabilité que l'individu n'ait pas l'infection si le test est négatif **(VPN= VN/VN+FN)**
- ✓ La réaction immunitaire ne se développe qu'à partir d'un délai, de l'ordre de 8 à 10 jours.
- ✓ Il faut demander deux examens sérologiques à 2 à 3 semaines d'intervalle.

- ✓ Il faut tenir compte de la présence d'anticorps de type IgG d'origine maternelles chez les nouveaux nés.
- ✓ La sérologie peut être perturbée par la transfusion, injection de γ globulines.
- Il faut tenir compte d'une vaccination récente: présence d'IgM possible.

Conclusion

Les tests sérologiques donnent de bons résultats que les techniques directes. Le diagnostic virologique repose sur un faisceau des arguments intriquant les donnes cliniques et biologiques. Cela suppose une collaboration étroite entre le clinicien et le biologiste.

CHAPITRE VI

CHIMIOTHERAPIE ANTIVIRALE

Introduction

La chimiothérapie antivirale connait un essor du fait notamment de l'impulsion donnée aux recherches de l'infection par le VIH VHB et VHC et les virus émergeants. Actuellement, l'arsenal des molécules antivirales couvre plusieurs classes thérapeutiques offrant la possibilité de combinaisons synergiques et exposant aussi parfois à la potentialisation des effets secondaires.

La chimiothérapie antivirale à trois problèmes :

- Interférence avec le métabolisme cellulaire normal, responsable de la cytotoxicité.
- Variabilité génétique du virus à l'origine des mutants résistants.
- L'incapacité à éradiquer l'infection virale latente

Les antiseptiques et les désinfectants sont des substances virucides agissant par contact direct avec les virions présents sur la peau, le matériel ou les surfaces mais **ils ne remplacent jamais les mesures d'hygiène universelles.**

Les antiviraux ne sont pas des substances virucides mais des inhibiteurs de la réplication virale, qui ne sont actifs in vivo que sur des virus en phase de multiplication, et inactifs sur les virus quiescents. La majorité des antiviraux inhibent l'action d'enzymes spécifiques.

Les Antiviraux

Le mécanisme d'action des antiviraux

- ❏ Le but c'est d'inhiber ou de ralentir la vitesse de la réplication virale jusqu'à ce que le système immunitaire de l'hôte puisse achever son contrôle.
- ❏ La cible des antiviraux est en général très spécifique donc il faut interdire toute forme de chimiothérapie aveugle et à large spectre

Les six étapes suivantes sont des cibles potentielles pour les molécules antivirales :

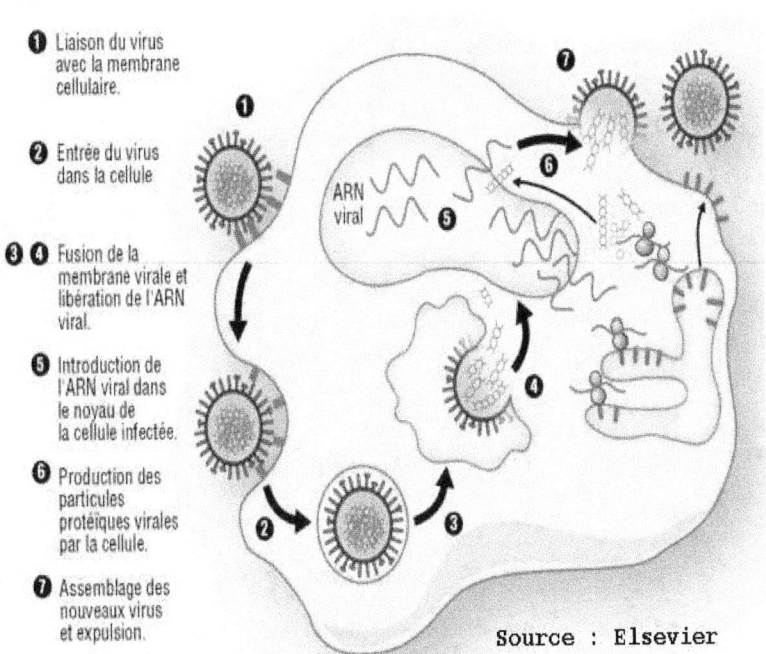

Schéma montrant le cycle de reproduction du virus de la grippe

1- L'attachement

Le mécanisme des antiviraux consiste à la saturation des récepteurs viraux à la surface de la cellule, en introduisant dans l'organisme des molécules analogues à leur structure d'attachement.

Exemple :

Le virus de la grippe: la synthèse d'un oligopeptide reproduisant une partie de la séquence de l'hémagglutinine des virus.

VIH : Oligopeptide reproduisant une partie de la séquence d'attachement de la gp120 du virus ou des molécules de CD4 soluble.

2- La Pénétration

Le mode de pénétration du virus de la grippe

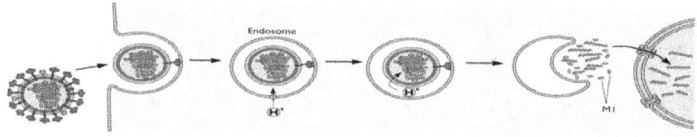

- Pénétrer dans la cellule par vacuole d'endocytose : les variations du pH assurent la pénétration du virus de la grippe
- Ces variations de pH sont assurés par : la protéine virale M2 par la formation de canaux ioniques à travers la membrane des vacuoles ce qui favorise le transfert de protons H+.

L'Amantadine (Mantadix) est une amine cyclique qui bloque l'activité de la protéine M2 par conséquent elle assure une prophylaxie contre de la grippe A (Inactif sur le virus de la grippe B)

Son utilisation est limitée à cause de ses effets secondaires et l'apparition d'un phénomène de résistance.

3- La Décapsidation (Exemple les Rhinovirus)

La capside des rhinovirus est formée de protomères.

Dans chaque protomère, la protéine virale VP1 est séparée de celles de VP2 et VP3 par une dépression ou "canyon" qui participe à la fixation du virus sur son récepteur cellulaire mais aussi à sa décapsidation.

La molécule Arildone et dérivés se fixent sur le fond de la dépression en assurant une inhibition de la décapsidation.

Limite : résultats des essais cliniques controversés en plus l'émergence de virus résistants à l'arildone et à ses dérivés

4- La Réplication

La synthèse des acides nucléiques diffère de celles des acides nucléiques cellulaires, cette synthèse utilise en général des enzymes codées par le génome viral donc ces enzymes sont présentent uniquement dans les cellules infectées ce qui leurs rend une cibles privilégiées pour une action antivirale sélective.
Exemple des enzymes cibles des antiviraux :

Famille	Enzymes ciblées	Action
Rétroviridae	ADN polymérase ARN dépendante	Formation d'ADN à partir d'ARN viral
Picornaviridae	ARN polymérase ARN dépendante	Duplication d'ARN simple Brin (+) en ARN double brin
Herpesviridae	ADN polymérase virale	Réplication d'ADN

Les inhibiteurs de la réplication virale constituent la classe des médicaments la plus importante en chimiothérapie antivirale et ils sont classés en deux catégories

a. Inhibiteurs de l'ADN polymérase:
    i. Inhibiteurs nucléosidiques
    ii. Inhibiteurs non nucléosidiques
b. Inhibiteurs de l'ARN polymérase

❏ **Les inhibiteurs de l'ADN polymérase**

- *Inhibiteurs Nucléosidiques :*

✓ Pro médicaments inactifs qui nécessitent une triple phosphorylation dans les cellules pour être actifs.

✓ Ces phosphorylations sont réalisées par des KINASES cellulaires (sauf pour quelques molécules et pour certains virus: kinases virales).

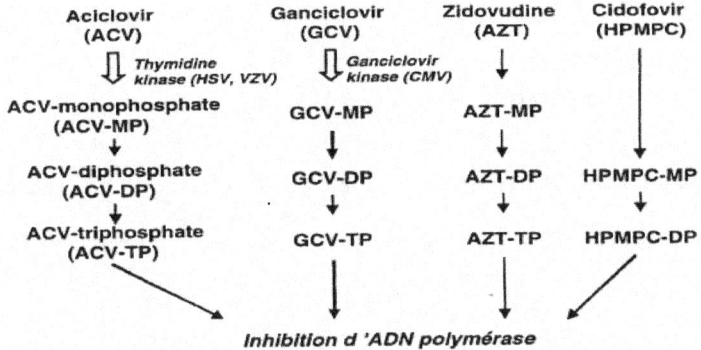

Figure 2. Profil de phosphorylation de quelques analogues nucléosidiques. Les étapes de phosphorylation sont effectuées par des enzymes cellulaires, sauf celles indiquées par des flèches élargies qui sont effectuées par des enzymes virales.

Le Cidofovir et le Tenofovir sont des nucléotides artificiels qui subissent deux phosphorylations avant d'être actifs sur l'ADN polymérase virale ils n'ont pas besoin de KINASE VIRALE.

Cidofovir utilisé pour le traitement du CMV, HBV.

Tenofovir renforce les traitements antirétroviraux chez des sidéens en échec thérapeutique.

Après tri phosphorylation, ces nucléotides artificiels entrent en compétition avec leurs homologues naturels ce qui conduit à :

- ✓ Blocage du site actif de l'enzyme en empêchant la fixation de nouvelles molécules.
- ✓ Incorporation dans le brin néoformé créant des modifications de séquences.

Et par la suite un arret de la réplication virale.

- **Inhibiteurs non Nucléosidiques**

Ce sont des composés polycycliques dont l'activité est spécifique du VIH-1 et absente vis-à-vis du VIH-2, ils Interagissent sans subir de modifications préalable :

- Interaction a pour effet de retentir sur la conformation du site actif de l'enzyme.
- Empêcher le processus normal de la synthèse de l'ADN.

  - Névirapine
  - Délarvidine
  - Efavirenz

❏ **Les inhibiteurs de l'ARN polymérase**

Leurs mécanisme d'action est très complexe
Exemple: LA RIBAVIRINE
C'est Analogue de la Guanosine Inhibe l'IMPDH (inosine-monophosphate-déshydrogénase) menant à des quantités limitantes de GTP et par la suite une inhibition de la Synthèse des acide nucléiques viraux.

5- L'assemblage

Ces étapes tardives du cycle de multiplication virale ont offert de nouvelles cibles pour une chimiothérapie spécifique dirigée contre l'HIV et la Grippe A et B.

Des Inhibiteurs des protéases et des Inhibiteurs de la neuraminidase.

1- Inhibiteurs des protéases

La classe des inhibiteurs de la protéase (IP) est une classe d'antirétroviraux qui a été mise sur le marché en 1996. Elle a constitué un tournant majeur dans les stratégies thérapeutiques contre le VIH-1.

La totalité du génome viral (ARN) est traduit sous forme d'un polypeptide géant clivé en plusieurs morceaux dont les protéines de capsides, les protéines aux propriétés enzymatiques, les protéases virales...

La protéase découpe les précurseurs polyprotéiques en protéines actives et matures.

Les inhibiteurs de la protéase (IP) bloquent le site actif l'enzyme ce qui conduit à une production de virions défectifs et incapables d'infecter de nouvelles cellules

Les avantages:
1. Directement actifs sans nécessité de passer par des étapes de phosphorylation intracellulaire.
2. Réduction de la charge virale sanguine.
3. Diminution de la fréquence des infections opportunistes.

4. Remarquable efficacité biologique et clinique.

Quelques exemples de molécules :

- Saquinavir-HGC, SQV-HGC (Invirase®, 1995)
- Ritonavir, RTV (Norvir®, 1996)
- Indinavir, IDV (Crixivan®, 1996)
- Nelfinavir, NFV (Viracept®, 1997)
- Saquinavir-SGC, SQV-SGC (Fortovase®, 1997)
- Amprenavir, APV (Agenerase®, 1999)
- Lopinavir/r, LPV/r (Kaletra®, 2000)
- Atazanavir, ATV (Reyataz®, 2004)
- Fosamprénavir, fosAPV (Telzir®, 2004)
- Tipranavir, TPV (Haptivus®, 2005)
- Darunavir, DRV (Prezista®, 2007)

Les Antirétroviraux :

- Recommandations: *Rapport Delfraissy 2004*
- 2 IN (Inhibiteurs nucléosidique) + 1 IP (Inhibiteur de protéase)
- 2 IN + 1INN (Inhibiteurs non nucléosidique)
- AZT + 3TC + Abacavir = Trizivir°
    - si la charge virale < 100 000 copies
- Si patient immuno déprimés: 2 IN + IP

Associations non recommandées:

- AZT + d4T = antagoniste

Les bases de la virologie médicale

- ddC + 3TC = antagonisme probable
- ddC + 3TC = toxicité neurologique
- ddC + d4T = toxicité neurologique
- ddI + d4T = toxicité pancréatique, acidose lactique

- Intéractions médicamenteuses avec la Rifampicine
- INN sont inactifs sur VIH 2
- Trithérapies d'IN: l'efficacité est insuffisante (sauf Trizivir°)

2- *Inhibiteurs de la neuraminidase*

La neuraminidase coupe des parties des récepteurs de virus. les virions néoformés se libèrent de la surface de la cellule hôte et vont contaminer de nouvelles cellules Les inhibiteurs de la neuraminidase, bloquent ce processus de libération.

zanamivir, oseltamivir sont deux molécules à action préventive et curative sur l'infection grippale (type A ou B).

Molécules récentes :

Nouvelles classes de molécules d'antiviraux sont maintenant disponibles sur le marché, principalement pour :

- Améliorer la prise en charge thérapeutique des patients VIH positif.
- Permettre de diminuer la multiplication des virus.

Action à différents niveaux du cycle de multiplication virale:

Inhibition de la fusion et la lyse

Plusieurs produits sont sont dans la phase de l'étude et, en 2009 seuls **l'enfuvirtide** et le **maraviroc** qui ont reçu une autorisation de mise sur le marché.

Inhibition de l'intégrase

Le **Raltégravir** et **l'Elvitégravir** Bloquent l'action de l'intégrase et empêchent ainsi le transfert du brin de l'ADN proviral sur le génome de la cellule hôte.

L'évaluation De L'activité D'un Antiviral

❏ **Méthodes phénotypiques**

1- La mesure in vitro de l'activité inhibitrice d'un antiviral:

Pour mesurer l'efficacité d'un virostatique, on mesure sa concentration minimale inhibant la croissance virale selon un pourcentage donné.

Exemple : *Herpesviridae* il est de règle de définir un antiherpétique par concentration inhibitrice 50% (CI50)

Des cultures de cellules permissives sont infectées par un inoculum viral de concentration connue en présence de concentrations croissantes d'un antivirale.

La CI50 ou la CI90 est mesurée selon un modèle mathématique ou une représentation graphique.

2- Mesure de l'évolution de la charge virale:

La charge virale c'est la quantité de particules virales libres et circulantes.

L'efficacité é d'un traitement antivirale est évaluée par la décroissance de la charge virale sous traitement par rapport à la charge virale initiale. Une augmentation de la charge virale sous traitement bien conduit, doit faire suspecter l'émergence de souches résistantes qui échappent au médicament. Cette émergence est liée à des mutations ponctuelles du génome viral qui peuvent être recherchées par des techniques génotypiques

❏ **Méthodes génotypiques**

Ces méthodes consistent à la détermination de la séquence nucléotidique du génome viral impliqué dans les mécanismes de résistance.

Les Limites De La Chimiothérapie Antivirale

Trois principales limites de la chimiothérapie antivirale qui sont connue de nos jours :
- ✓ La résistance
- ✓ La cytotoxicité

✓ L'inefficacité sur la latence virale

1- La Resistance

C'est l'émergence de souches virales résistantes chez un patient infecté et traité par un antivirale spécifique, cet événement est lié à trois éléments

- ➢ L'antiviral
- ➢ Le virus
- ➢ L'état immunitaire du patient infecté

- **L'antiviral**

La majorité des antiviraux exercent une action sélective et ciblée sur les composants viraux.

L'émergence de virus résistants est augmentée par :

✓ Doses sub-optimales d'antiviral
✓ Traitements prolongés et/ou répétés

L'émergence de souches virales résistantes est observée avec : antiherpétiques et les antirétroviraux.

Les virus possèdent deux caractéristiques leur permettant d'échapper à l'action inhibitrice d'un antiviral:

1. L'hétérogénéité virale
2. La capacité à se multiplier à titres élevés

- **Etat immunitaire du patient infecté**

- ✓ Les résistances virales sont observées chez des patients immunodéprimés en fonction de la nature et de la gravité de l'immunodépression (Exemple : le cas de résistance aux antiherpetiques chez les sidéens).
- ✓ A l'exception de la résistance des virus de l'influenza A chez des patients immunocompétents.

2- La Cytotoxicité

Les antiviraux agissent à l'intérieur de la cellule et malgré leurs spécificités, ils interfèrent avec les enzymes cellulaires homologues des enzymes virales cibles.

Exemple:

- Ganciclovir, Vidarabine et Zidovudine ont une toxicité élevée qui peut entraîner la réduction ou l'arrêt du traitement.
- La Fialuridine entraîne des effets toxiques retardés et graves.

3- La Latence Virale

La latence virale c'est le maintien du virus dans les cellules de l'organisme de façon quiescente, sans réplication virale conséquente (Exemple: Les *Herpesviridae*) ce qui va conduire à un échappement aux antiviraux qui ciblent le cycle de réplication virale.

Les recherches actuelles vont dans deux directions principales :

- o Prévention de l'établissement de la latence par un traitement antiviral précoce et puissant
- o Prévention des réactivations virales en maintenant la latence virale.

Les Antiseptiques Et Les Désinfectants

Ce sont substances capables de détruire le pouvoir infectieux des virions hors de la cellule hôte ce qui est différent des antiviraux. Ils interagissent directement avec les composants structuraux des virions principalement l'enveloppe et/ou les protéines de surface.

- Les virus enveloppés sont plus sensibles que les virus nus.
- En général elles sont incompatibles avec une thérapeutique par voie générale mais utilisées dans deux contextes:
  - ➤ La désinfection a pour but de détruire par contact les virus sur un support inerte (surface de travail, dispositif neurochirurgical...)
  - ➤ L'antisepsie a pour but de détruire les virus présents sur la peau et les muqueuses, saines ou lésées.

Tableau I. Exemples de produits virucides courants.

Produit	Utilisation	Activité virucide	Commentaires
Hypochlorite de sodium (eau de Javel, soluté de Dakin)	Désinfectant Antiseptique	Virus nus et enveloppés à des concentrations de 1 à 6 °Chl*	Nécessite une solution fraîche. Activité restreinte par la présence de grandes quantités de matières organiques
Glutaraldéhyde	Désinfectant	Virus nus et enveloppés à des concentrations de 1 à 2 %	Solution à renouveler en fonction du nombre d'utilisations
Dérivés iodés (alcool iodé, polyvinylpyrrolidone)	Antiseptique	Virus enveloppés et certains virus nus à des concentrations de 1 à 2 % d'iode actif	Activité restreinte par la présence de grandes quantités de matières organiques
Éthanol 70°	Antiseptique	Virus enveloppés	Activité restreinte contre le virus de l'hépatite B
Ammoniums quaternaires	Antiseptique	Certains virus enveloppés	Activité très restreinte par la présence de matières organiques

*Rappel des concentrations de chlore actif de l'eau de Javel : 48 °Chl dans les berlingots de solution concentrée, 12 °Chl dans la solution commercialisée prête à l'emploi.

Conclusion

Les antiviraux sont destinés au traitement curatif de diverses infections virales en phase aiguë ou chronique et dans certaines conditions, la prévention de telles infections. Les limites des traitements antiviraux sont liées à :

> Leur toxicité (sauf aciclovir et valaciclovir),
> L'émergence de virus résistants ⎝ suivi thérapeutique
> L'incapacité à éradiquer les virus quiescents,
> De nouvelles approches telles que la thérapie génique ou la photochimiothérapie, sont aptes in vitro à surmonter ces obstacles et

pourraient ,à l'avenir, compléter notre arsenal thérapeutique de lutte contre les infections virales.

www.ingramcontent.com/pod-product-compliance
Lightning Source LLC
Chambersburg PA
CBHW070258220526
45465CB00004B/1657